MÉMOIRE

SUR LA

DESTRUCTION DES DENTS

PAR

ROSSI

DOCTEUR EN MÉDECINE DE LA FACULTÉ DE PARIS,

Ancien Médecin-Dentiste des collèges de Louis-le-Grand, de Saint-Louis,
de l'institution nationale des Sourds-Muets,
des Jeunes Aveugles, ex-président de la Société des Médecins-Dentistes de Paris,
membre-fondateur de la Société Médicale du 3me arrondissement, etc.

PRIX : 1 FRANC 50 CENTIMES.

PARIS

LABÉ, LIBRAIRE DE LA FACULTÉ DE MÉDECINE DE PARIS,
PLACE DE L'ÉCOLE DE MÉDECINE, 23 (ANCIEN N° 4).

1852

1 d 82.

MÉMOIRE

SUR

LA DESTRUCTION DES DENTS.

Paris. — Typ. de Mme Ve Dondey-Dupré, rue Saint-Louis, 46.

MÉMOIRE

SUR LA

DESTRUCTION DES DENTS

PAR

ROSSI

DOCTEUR EN MÉDECINE DE LA FACULTÉ DE PARIS,

Ancien Médecin-Dentiste des colléges de Louis-le-Grand, de Saint-Louis,
de l'institution nationale des Sourds-Muets,
des Jeunes Aveugles, ex-président de la Société des Médecins-Dentistes de Paris,
membre-fondateur de la Société Médicale du 3me arrondissement, etc.

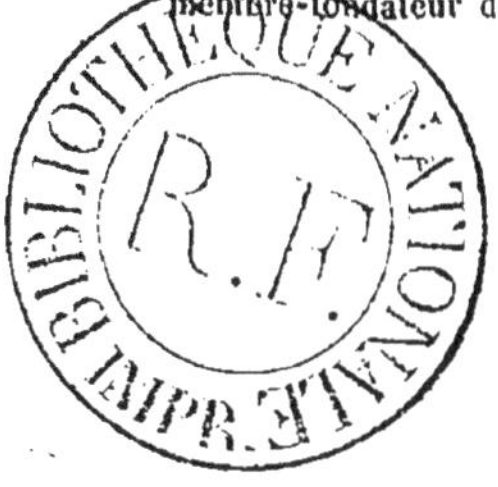

PARIS

LABÉ, LIBRAIRE DE LA FACULTÉ DE MÉDECINE DE PARIS,
PLACE DE L'ÉCOLE DE MÉDECINE, 23 (ANCIEN Nº 4).

—

1852

PRÉFACE.

On a écrit sur les dents une grande quantité de livres. Les hommes qui l'ont fait avec conscience et sérieusement sont peu nombreux. Le plus grand nombre n'a eu d'autre but, surtout à notre époque, que d'étaler une fausse érudition, souvent empruntée ou payée, ou, ce qui est encore plus triste, de jeter avec fracas son nom au public. Pour ces derniers, le désir d'usurper une place parmi les hommes de quelque valeur n'est pas même une excuse.

Notre intention n'est point de faire un travail de bibliographie et de critique. Nous ne citerons personne, nous ne discuterons aucune opinion. Nous avons voulu ébaucher une théorie complète et raisonnée où les faits se coordonnent et s'expliquent. Nous n'avons pas la prétention d'avoir tout trouvé, tout inventé. Que ceux qui croiront devoir revendiquer leur part, la revendiquent.

Notre théorie est une affirmation absolue, parce qu'elle s'appuie sur la vérité.

Nous serons bref, car nous n'avons pas à décrire une vingtaine de variétés d'une maladie fantastique appelée *carie*. Il nous a aussi paru inutile d'examiner la valeur de la doctrine pathologique dont notre vénérable confrère, le docteur Duval, a été l'un des promoteurs. Elle commence à perdre beaucoup de partisans, et la foi robuste avec laquelle on la proclamait dans notre jeunesse est déjà bien affaiblie. Les observateurs, aujourd'hui, sont entrés dans la phase du doute, et l'on n'entend parler des dix-huit ou vingt espèces de *carie* que par quelque compilateur nouveau et courageux qui remonte la chaîne des siècles. Nous honorons l'auteur du *Dentiste de la jeunesse*, sans toutefois partager ses opinions.

Au reste, il peut se consoler si ses doctrines

commencent à être sérieusement ébranlées. Pendant une période de quarante ans, il a défrayé une quantité innombrable d'écrivains. Livres, brochures, articles de dictionnaires, traités de chirurgie, etc., l'ont copié et recopié à satiété. Il aurait pu revendiquer bien des droits d'auteur, si une loi plus juste l'y eût autorisé.

Nous ne comptons pas sur le même succès. La vérité est notre seul appui, et nous savons combien elle est parfois importune. Enfin pour tout dire, certains hommes, encore gonflés de leur importance académique, se croient les médecins ordinaires d'une maladie, vrai protée qui a pris toutes les formes dans le cerveau des écrivains ; nous voulons parler de la *carie*. Pour descendre de ce trône scientifique il faut une abnégation bien difficile à la faiblesse humaine.

Quoi qu'il en soit, ce ne sera pas, pour nous, un sujet de préoccupation. La propagande que fait la vérité, quoique lente et empêchée dans sa marche, n'en est pas moins sûre, et nous avons pour nous les hommes de bonne foi, les esprits droits qui acceptent toujours un rayon de lumière, quelque faible et misérable qu'en soit la source.

Et puis une considération de haute importance nous pousse. Les fausses doctrines mènent à des conséquences souvent funestes. Or, les moyens proposés, employés pour combattre la destruction des dents doivent découler de l'opinion fausse ou vraie qu'on s'est faite au sujet de cette destruction. On comprend dès lors combien il est nécessaire que la vérité soit connue et acceptée, afin que l'erreur n'entraîne plus à des traitements, à des opérations nuisibles, alors qu'ils paraissent seulement inutiles.

Nous serons suffisamment récompensés si nous avons contribué pour une part, si minime que ce soit, à cet heureux résultat.

PROPOSITION.

ÉNONCÉ.

L'altération des dents appelée improprement CARIE
*est un phénomène chimique, dont les causes sont toutes
et toujours en dehors de la vie.*

En langage philosophique, une altération de
tissu a pour cause essentielle, inévitable, une modification de la nutrition.

Pour que cette modification de la nutrition soit
possible, il faut que le tissu reçoive des nerfs, des
vaisseaux.

Or le tissu osseux des dents ne reçoit ni vaisseaux ni nerfs.

Donc l'altération du tissu osseux des dents, si
singulièrement nommée *carie*, n'est pas une modification de la nutrition, une maladie.

Chez l'animal il ne peut s'accomplir que des

phénomènes organiques ou des phénomènes inorganiques.

Or l'altération de tissu qui nous occupe ne peut être un phénomène *organique*, puisqu'elle n'est pas le résultat d'une modification de la nutrition.

Donc, l'altération du tissu des dents, improprement appelée *carie*, est un phénomène *inorganique*, en d'autres termes :

Cette altération est un phénomène chimique dont les causes sont toutes et toujours en dehors de la vie, ce qui est l'énoncé même de la proposition.

EXPOSITION.

---

§ A.

Le tissu osseux des dents n'est jamais malade.

La destruction des dents est due à *une cause unique*, l'action d'un ou de plusieurs acides.

Ces acides existent :

1° Dans les humeurs sécrétées par le sujet.

2° Ils sont produits par des éléments venant du dehors, des aliments ; ou introduits directement, tout formés, dans la bouche.

Les acides sécrétés par le sujet se trouvent dans le mucus buccal, dans la salive, dans le suc gastrique. Leur qualité et leur quantité sont relatives à la constitution du sujet, à un état naturel quoique passager (grossesse, lactation), à certaines maladies auxquelles il est momentanément soumis.

Les acides produits par les éléments apportés du dehors naissent de la décomposition des aliments, dans tous les endroits où le détritus alimentaire peut séjourner. Cette fermentation est putride ou acétique. Certains aliments fournissent des acides plus actifs, plus concentrés que d'autres.

Les acides introduits dans la bouche, tout formés, sont généralement des boissons ou des médicaments.

§ B.

La décomposition des dents par les acides est considérablement favorisée par des causes prédisposantes que nous allons énumérer :

1° Par la qualité du tissu propre des dents.

2° Par la forme des dents.

3° Par l'arrangement des dents.

4° Par des lésions traumatiques.

Nous examinerons successivement ces diverses propositions avec le développement qui sera nécessaire.

Nous ne parlerons des causes prédisposantes qu'en second lieu, quoique une division contraire fût plus logique. Nous serons mieux compris en exposant d'abord l'action de la cause occasionnelle.

De ce qui précède découle naturellement le tableau suivant, présentant à l'esprit une sorte de résumé analytique.

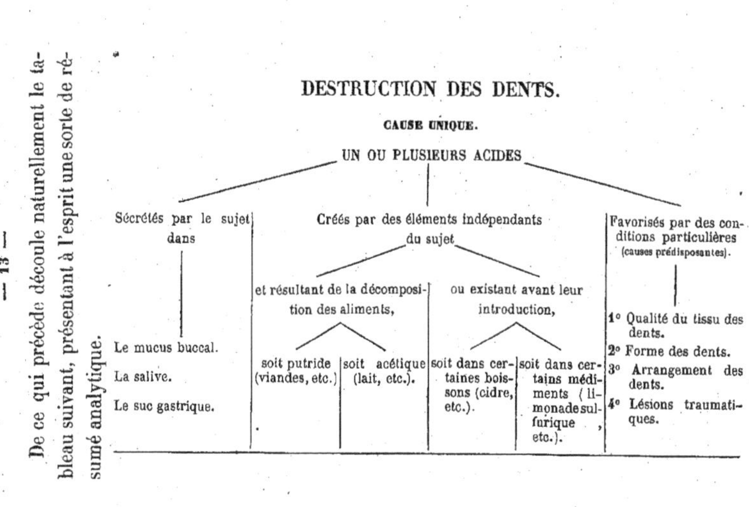

DISCUSSION.

---

§ A.

Destruction des Dents.

Le Tissu osseux n'est jamais malade. — Sa destruction est due à l'action d'un ou plusieurs acides.

L'examen anatomique ne permet pas d'admettre que la destruction des dents soit due à un état pathologique. En effet, point de nerfs, point de vaisseaux dans l'épaisseur du tissu osseux. On ne comprendrait pas un phénomène morbide dans un tissu qui échappe à cette décomposition ou recomposition continuelles qui sont le propre de la vie physiologique.

On sait encore que la couronne des dents est formée de telle sorte que la couche osseuse de plus ancienne formation est la plus superficielle. Cette couche une fois formée ne peut plus subir de modifications physiologiques. Celles qui lui sont sous-jacentes se constituent à leur tour comme elles doivent rester jusqu'à la chute des dents dans la vieillesse.

Comment donc admettre un état pathologique, survenant tout à coup dans ce tissu qui, comme tous les tissus épidermiques, ne tient à la vie que d'une manière bien obscure? Les annexes des dents peuvent être malades; elles sont organisées. Mais les dents sont pour elles ce qu'est l'ongle à sa matrice, les cheveux à leur bulbe.

Voilà ce que le raisonnement indiquerait *à priori*, et la conclusion serait parfaitement logique. Cependant, en l'absence de faits et de preuves physiques, il pourrait rester des doutes. Les faits ne manquent point à l'appui de la théorie ; nous en citerons un, si clair, si probant, qu'il serait impossible à l'esprit le plus méticuleux de ne pas s'en contenter. Il jette sur cette question la lumière la plus vive.

Des dents humaines mises dans la bouche après avoir été arrachées depuis plusieurs mois, plusieurs années, limées, sciées, meulées, perforées pour recevoir un *pivot*, une tige métallique qui sert à les implanter dans les racines du sujet, se décomposent *aux mêmes endroits, de la même façon,* avec les *mêmes aspects, en suivant les mêmes phases* que des dents appartenant au sujet vivant.

Certes, il ne se passe pas là un phénomène vital. Il est évident que ces dents *mortes* bien et dûment *mortes*, ne peuvent que subir une altération inorganique, *chimique*.

Nous pourrions accumuler les raisonnements, les preuves ; mais, nous le répétons, qu'ajouteraient-elles à l'évidence après un fait comme celui-là ? Or, quel est le praticien qui ne l'a pas vu passer cent fois sous ses yeux ? Quel est celui qui en contesterait l'existence ?

C'est donc par une décomposition chimique des sels qui lui donnent sa dureté, puis à une décomposition putride du cartilage qui est comme son squelette, que la dent perd peu à peu sa substance.

Cette décomposition chimique a pour agents : 1° les acides qui sont dans les humeurs naturelles de l'homme; 2° les acides qui sont le résultat de la décomposition putride ou acétique des aliments; 3° les acides portés directement sur les dents, sous forme de boissons ou de médicaments.

Nous allons nous occuper successivement de ces diverses causes.

Acides qui sont dans les humeurs naturelles de l'homme.
(Mucus buccal, salive, suc gastrique.)

Le mucus buccal avec lequel les dents sont continuellement en contact, surtout à la mâchoire supérieure, est acide dans l'état normal.

Il est sécrété par les follicules muqueux dont la membrane muqueuse est couverte. Dans certaines circonstances, comme, par exemple, dans le cas de maladie et de maladie grave, cette acidité augmente. Elle peut être considérable.

Le mucus buccal couvre principalement les dents de devant de la mâchoire supérieure. Chez les individus d'un tempérament lymphatique, il est beaucoup plus abondant, beaucoup plus acide; chez les femmes, par exemple.

L'acidité du mucus buccal est neutralisée par l'alcalinité de la salive.

La salive est sécrétée par des glandes nombreuses qui se trouvent sous la langue, dans les joues, etc. Elle est légèrement alcaline ; perd dans certains cas son alcalinité , et peut même quelquefois devenir acide. Toutes les maladies graves lui enlèvent son alcalinité et la rendent plus ou moins acide.

En bas et à partir de la première petite molaire,

2

la salive baigne de plus en plus les dents, à me-
sure qu'on se rapproche de la ligne médiane. C'est
là qu'est le point le plus déclive.

La salive neutralise l'acidité du mucus buccal,
quand le sujet est dans des conditions tout à fait
normales.

Le suc gastrique sécrété dans l'estomac n'est
point en contact avec les dents dans l'état de santé;
mais il en est autrement dans certaines affections,
celles qui pendant la digestion provoquent des
vomissements, des rapports nidoreux, des éructa-
tions.

Son acidité est extrêmement prononcée.

Acides créés par des éléments indépendants du sujet.

1° Acides résultant de la décomposition putride
ou acétique des éléments ;

Quand on broie les aliments, le *détritus alimentaire* pénètre dans les intervalles qui séparent les
dents, dans les triangles libres réservés au *collet*,
près de la gencive.

Ces triangles, ces intervalles sont autant de va-
ses qui gardent le *détritus* et le protégent contre

le mouvement des lèvres et le frottement de la langue.

Pendant le sommeil, la bouche restant fermée, la fermentation est favorisée par sa chaleur et son humidité naturelles.

Les cure-dents dont on se sert après le repas n'ont pas d'autre effet que celui d'enlever la portion la plus grossière de ce *détritus*, et les espaces par lesquels cet instrument passe sont précisément ceux où en rencontre communément ce que les pathologistes appellent *la carie*. C'est effectivement là aussi que commence la *décomposition chimique*.

Les acides nés de la fermentation du détritus alimentaire sont les plus importants, les plus actifs. Certains aliments en fournissent plus que d'autres ; le sucre, sous toutes les formes qu'on lui fait prendre, le lait et ses diverses préparations, sont dans cette classe. Les uns, comme les viandes, les matières azotées, fermentent putridement et donnent naissance à différents acides, l'acide azotique, par exemple. Les autres, comme le lait, le sucre, etc., fermentent acétiquement et développent l'acide lactique, saccharique, etc.

On pourrait faire un tableau des acides nés de la fermentation du détritus alimentaire et des aliments qui les fournissent. Mais ce serait un travail chimique considérable, sans utilité bien démontrée, et nous n'avons pas d'autre objet, dans cet exposé succinct, que d'indiquer la voie; d'autres pourront traiter la question d'une manière plus complète.

2° Acides existant dans certaines boissons, certains médicaments :

Nous n'avons que peu de chose à dire sur les substances acides qu'on introduit dans la bouche. Il est clair que leur action sur les dents doit être immédiate. Elle est insignifiante si l'acte n'est pas répété; elle peut avoir des conséquences funestes s'il se répète et s'il devient habituel.

Dans les pays où on fait usage du cidre, l'acide malique qu'il contient les prive de leurs sels calcaires, surtout dans les interstices, où, pendant le repas, cette boisson se mêle au détritus alimentaire qui lui sert d'éponge et la conserve sur une surface protégée de tout frottement. Il en est exactement de même du petit-lait dont quelques montagnards font leur boisson ordinaire.

Dans ces diverses contrées, les hommes et surtout les femmes perdent leurs dents de bonne heure.

L'instinct populaire, bien souvent perspicace, indique depuis longtemps une cause chimique à la destruction des dents lorsqu'il la reproche à certaines eaux potables. Le fait est vrai dans son essence, quoique le défaut de connaissances ait égaré dans l'attribution de la cause. Pour un homme pourvu de quelque instruction chimique, les eaux potables ne contiennent que des sels neutres sans aucune espèce d'action sur les sels de chaux qui se rencontrent dans les dents, et encore sont-ils en si faible proportion qu'il serait puéril d'en tenir compte.

Mais c'est aux boissons que nous venons de citer et surtout à la mauvaise qualité des dents, dans certains climats, qu'il faut attribuer leur destruction. Nous dirons tout à l'heure à quoi est due cette mauvaise qualité.

Certains médicaments, comme la limonade sulfurique, détruisent directement les dents; nous ne les citons ici que pour mémoire.

Il résulte de l'action d'une, de plusieurs, ou de toutes ces causes réunies (les *prédisposantes* aidant), un travail de décomposition qui procède ainsi :

D'abord, la couche d'émail est lentement attaquée, parce qu'elle résiste énergiquement, mais

elle est détruite. Puis l'ivoire, moins dur, moins
pénétré de sels, se laisse détruire à son tour, plus
rapidement que l'émail.

De cette inégalité de conditions entre l'émail et
l'ivoire il advient qu'une cavité se creuse, de plus
en plus profonde ; mais ses bords, formés d'émail,
offrent un diamètre moindre que ceux des parois
de la caverne qui existe dans l'épaisseur de l'i-
voire.

Cette disposition est singulièrement favorable
au séjour des aliments. La fermentation qui en
résulte fournit des acides dont la quantité et la qualité sont en raison directe de la puissance des éléments générateurs. Le cartilage, privé de ses sels,
imbibé de sucs animaux, devient putride et exhale
une odeur de décomposition forte et pénétrante.
La caverne s'agrandit, devient un réceptacle plus
grand. La destruction puise dans ce foyer de nou-
velles forces. Bientôt une portion notable de la
dent n'existe plus, et le ravage s'arrête enfin,
quand il ne reste plus que les racines (1).

(1) C'est ici le lieu de placer incidemment une observation utile.
Ce serait une grave erreur que de croire que les racines ne peuvent
pas se décomposer; les causes qui agissent sur les couronnes des
dents agissent aussi très-bien sur les racines. Seulement, là,
l'émail n'existant pas, la décomposition est lente, régulière; elle

Il arrive assez souvent, cependant, que les bords et les parois de la cavité, constitués par l'émail, se brisent, s'enfoncent. Il n'y a plus alors de caverne, à proprement parler ; c'est une dent qui a éprouvé une perte de substance plus ou moins importante ; et comme, en l'absence de bords et de parois, les aliments ne peuvent pas y séjourner, la destruction ne marche plus, et la portion de la dent qui subsiste encore se conserve.

D'autres fois, par une modification de la constitution, très-fréquente à l'époque de la puberté, une des causes cesse d'agir (l'acidité du mucus buccal, par exemple), la décomposition à peine commencée est suspendue.

Dans ces deux cas, la surface sur laquelle la décomposition a cessé son œuvre, se durcit au contact de l'influence du froid et du chaud, comme la pierre sortie de la carrière ; les molécules colorantes des aliments et des boissons s'y déposent, lui donnent une couleur foncée, de plus en plus intense ; et tout reste indéfiniment dans cet état.

procède par couches horizontales ; il ne se creuse pas de caverne, à moins que le canal radiculaire soit très-large. Alors les aliments s'y introduisent, y séjournent et font bientôt de la racine un entonnoir. Hors ce cas, comme les aliments ne peuvent pas rester facilement sur une surface plane, souvent là destruction s'arrête.

§ B.

Certaines conditions prédisposent singulièrement à la décomposition des dents ; c'est ce que
nous avóns appelé causes prédisposantes. Nous les
rappelons.

> 1° Qualité du tissu propre des dents.
> 2° Forme des dents.
> 3° Arrangement des dents.
> 4° Lésions traumatiques.

1° QUALITÉ DU TISSU PROPRE.

Deux éléments constituent le tissu des dents :
1° le cartilage (pour l'ivoire seulement), 2° les sels
qui donnent à ce cartilage la dureté, la résistance.

La proportion de ces éléments varie selon la
distribution inégale qui s'en fait dans chaque sujet,
sous l'influence de la constitution, du tempérament. En cela les dents ont quelque chose de com-
mun avec les os ; leurs éléments sont les mêmes,
cartilage et sels calcaires.

Sous l'influence donc de la constitution confir-
mée ou modifiée par le climat, le genre de vie,

les habitudes, les os sont plus ou moins compactes, plus ou moins cartilagineux. Les solides ou les fluides prédominent. Les dents, comme les os, sont soumis à ces causes qui interviennent dans la dureté et l'arrangement moléculaire de leur tissu.

Le tempérament lymphatique est celui qui, par la mollesse des os et des dents, prédispose plus que tout autre à la destruction chimique de ces dernières. C'est à ce tempérament, si général dans les pays humides où les éléments fluides sont en excès dans l'économie, qu'il faut attribuer la décomposition précoce et rapide des dents chez les peuples qui les habitent. Nous pourrions citer les Belges, les Anglais, les Hollandais, etc.

Les peuples qui vivent au midi, au contraire, ont des dents bien ossifiées, très-résistantes, parce qu'ils sont sous l'empire des causes opposées. Leur tempérament est bilieux, nerveux ou sanguin. Le sang est riche, abondant en éléments solides. Au lieu de subir une imbibition continuelle dans le milieu ambiant, leurs tissus se dessèchent par la chaleur et l'insolation. Aussi ont-ils généralement de belles et bonnes dents qu'ils gardent, bien en-châssées dans des alvéoles solides, et des gencives saines, jusqu'à l'âge le plus avancé.

Les femmes, toutes choses égales du reste, conservent moins leurs dents que les hommes; elles
sont plus lymphatiques, et pendant la grossesse et
la lactation le mucus buccal se modifie, ainsi que
la salive.

2° FORME DES DENTS.

Si les dents ont une forme conique très-pro-
noncée; si, se touchant par leurs angles, elles sont
très-séparées près du collet et laissent à cet endroit
un triangle vide; si les mamelons de la gencive
qui doivent remplir cet espace sont mous, peu
adhérents ou n'existent pas, les conditions sont dé-
favorables.

En effet, si leur forme est conique, si elles sont
séparées par un assez grand intervalle à leur collet,
les aliments séjournent là, en quantité considérable; ils fournissent des éléments de destruction,
en raison directe de cette quantité même. Cela arrive surtout quand les mamelons, dont nous avons
parlé, sont peu prononcés ou n'existent pas du
tout. Il s'agit ici principalement des dents an-
térieures de la mâchoire supérieure. Quand ces
dents ont leur face externe très-bombée, la lèvre
est tangente seulement à un point de leur surface,
et la portion supérieure de la dent contribue à for-

mer un triangle vide constitué en haut par la saillie
de la gencive, en arrière par la dent même, en
avant par la lèvre. Le détritus alimentaire recou-
vre la dent en haut, et celui-ci est maintenu par
le contact de la lèvre au-dessous de lui. Cette forme
est encore défavorable.

La face triturante des grosses molaires est souvent tourmentée; elle offre des élévations nombreuses, des mamelons séparés par des sillons plus
ou moins profonds et des plis plus ou moins mar-
qués.

Dans les points où les sillons se coupent sous
des angles différents et dans le fond des sillons
même, le détritus alimentaire s'arrête aisément.
De plus l'émail n'est là qu'adossé à lui-même,
c'est-à-dire qu'il n'y a pas *continuité*, mais seulement *contiguité* de tissu. On rencontre une foule
d'entonnoirs qui laissent pénétrer par un phénomène de capillarité, le détritus humide jusqu'à
l'ivoire qui s'imbibe bientôt et se décompose; alors
l'émail, chez ceux qui l'ont bien ossifié, résiste;
l'ivoire, au contraire, se ramollit de plus en plus,
et si on n'apporte pas à l'examen de cet état la
plus grande attention, souvent le ravage intérieur
est considérable et rien ne le trahit à l'extérieur,

si ce n'est une légère nuance brune ou violette, quand l'émail toutefois est assez transparent.

C'est cette forme de décomposition qui en a imposé aux observateurs peu attentifs ; c'est elle qui leur a fait croire à l'existence des *caries internes* et repousser la seule et véritable cause, la cause chimique. Ici, comme toujours, une observation fausse a conduit à une conclusion fausse. Il n'existe pas plus de *caries internes* que de *caries externes*, mais bien une destruction chimique qui procède nécessairement et *dans tous les cas*, de l'extérieur à l'intérieur, puisque l'agent unique est au dehors.

Sans nous arrêter davantage sur ce sujet, nous dirons que nous avons examiné quelque centaines de grosses molaires, saines en apparence, et que nous avons *toujours* trouvé un passage libre à travers l'émail, quand il y avait une décomposition sous lui, dans l'épaisseur de l'ivoire. La loupe nous a fourni un moyen de constater le fait, dans les cas où l'œil seul ne suffisait pas. Aussi, pour nous, cette vérité est absolue et nous pouvons affirmer à ceux qui douteraient que, lorsqu'ils voudront s'en donner la peine, ils verront ce que nous avons vu.

3° ARRANGEMENT DES DENTS.

Quand la seconde dentition n'a pas été régulière ; quand l'homme de l'art n'a pas été appelé à redresser les erreurs que commet souvent la nature et qu'il est toujours possible de prévenir ou de corriger, cette irrégularité dans l'arrangement des dents peut être l'origine de leur décomposition.

Souvent, au lieu de se placer en ligne circulaire, à côté les unes des autres, les dents rentrent ou sortent du cercle général. Les repaires à aliments, qui sont le résultat de cet arrangement vicieux, deviennent de vrais laboratoires qui donnent naissance aux acides destructeurs. Ajoutons, en passant, que les cavernes creusées sur les faces latérales des dents en font des voisines redoutables, par cette raison qu'elles portent sur les dents qui les touchent, des fluides et des gaz dangereux.

Nous n'avons plus rien à dire sur l'arrangement des dents et l'importance de cette cause prédisposante ; lorsqu'il favorise le séjour des aliments, il devient ainsi une raison de destruction. L'écartement naturel des dents est une disposition heureuse en ce qu'elle ne permet point l'accumulation du détritus alimentaire.

4° LESIONS TRAUMATIQUES.

Elles peuvent rendre la destruction plus facile, en privant les dents de leur enveloppe émaillée et surtout en leur donnant une forme qui retient les aliments. Mais comme cette cause est rare, et que d'ailleurs elle ne se produit guère que sur des grosses molaires déjà attaquées sans que ce soit apparent, nous ne la mentionnons que pour compléter notre cadre.

RÉSUMÉ.

Nous avons achevé l'étude des causes qui détruisent les dents. Nous avons fait tous nos efforts pour éviter des longueurs inutiles dans la discussion ou l'examen des faits, afin que l'esprit pût embrasser sans distraction et d'un seul coup d'œil, pour ainsi parler, l'ensemble de la théorie. Nous tenions avant tout à être clair et précis. Le lecteur peut seul décider si nous avons réussi.

Nous allons résumer ce qui précède par quelques considérations générales.

On vient de voir que la destruction des dents, attribuée à une cause pathologique appelée *carie*, n'est due en réalité qu'à l'action chimique des acides qui existent dans les humeurs du sujet, qui naissent de la fermentation putride ou acétique des aliments ou qu'on introduit tout formés dans la bouche.

Que les dents, produit épidermique, ne sont pénétrées par aucun vaisseau, par aucun nerf, et ne peuvent pas se modifier physiologiquement de façon à être exposées à un état morbide.

Que la décomposition de leur tissu commence toujours par la couche la plus externe et procède de dehors en dedans.

Qu'une observation superficielle a bien pu un moment faire penser que les grosses molaires surtout se décomposaient quelquefois de dedans en dehors, parce que rien à l'extérieur n'indiquait la présence d'une caverne, même considérable, formée déjà à l'intérieur.

Que cependant, un examen plus attentif, plus minutieux faisait toujours découvrir, dans ce cas, un pertuis, un entonnoir, versant le détritus alimentaire sur l'ivoire, à travers la couche émaillée.

Que les espaces interdentaires favorisaient l'accumulation et le séjour de ce détritus.

Que c'était là, en effet, que les dents étaient attaquées ordinairement.

Que la forme des dents était une condition quelquefois d'une grande importance, ainsi que leur arrangement.

Que l'action des causes prédisposantes devait

être comptée pour beaucoup dans ce travail de destruction.

Que les tempéraments lymphatiques prédisposaient à leur perte, en ne donnant aux dents qu'une ossification peu serrée, peu résistante.

Que l'ensemble de toutes ces causes où l'action de plusieurs seulement concouraient à leur désorganisation.

Il nous reste encore à donner la raison de certains faits que la théorie pathologique ne peut pas expliquer..L'étude que nous venons de faire nous en fournira les moyens, et l'influence de la *cause unique* qui détruit seule les dents en sera d'autant mieux démontrée.

Nous allons énoncer ces faits sous forme de propositions que nous discuterons une à une.

PROPOSITIONS CONSÉQUENTES.

I. Les incisives supérieures se détruisent ; les mêmes dents de la mâchoire inférieure se conservent.

II. Les grandes incisives supérieures à forme bombée se décomposent souvent par leur face externe.

III. Les petites incisives supérieures sont quelquefois attaquées par leur face interne.

IV. Les canines supérieures résistent plus que les incisives et les petites molaires supérieures.

V. Les petites molaires supérieures sont souvent détruites , quand toutes les autres dents sont parfaitement conservées.

VI. Les premières grosses molaires sont plus souvent décomposées que les autres molaires, la dent de sagesse exceptée.

VII. Les grosses molaires se décomposent par

leurs faces latérales, les supérieures principalement dans l'âge mûr, alors qu'elles étaient restées
saines jusque-là.

VIII. Les grosses molaires inférieures se détruisent quelquefois chez les vieillards par les faces
externes et au collet.

IX. Les dents de sagesse supérieures sont souvent décomposées par leurs faces externes; les
inférieures par leurs faces triturantes.

X. Les dents de sagesse inférieures se décomposent plus souvent que les supérieures.

DISCUTONS CES PROPOSITIONS.

I. Les incisives supérieures se détruisent, les
mêmes dents de la mâchoire inférieure se conservent.

Le mucus buccal est en contact continuel avec
les incisives supérieures; la salive avec les incisives
inférieures. Le mucus buccal est acide, très-acide
sous l'influence de certains tempéraments, de certains états morbides. La salive, au contraire, est
alcaline. Le détritus alimentaire séjourne facilement dans les interstices qui séparent les dents
du haut, et il est constamment délayé et entraîné

par la salive en bas et en avant, car c'est l'endroit le plus déclive.

Le mucus donc agit sur les incisives du haut, la salive sur celles du bas ; le premier pour détruire, l'autre pour conserver. Le détritus alimentaire peut épuiser son action sur les dents du haut ; il n'en a aucune sur celles du bas, il n'y peut séjourner qu'un instant et n'a pas le temps d'y fermenter. C'est la raison de cette exception, en apparence si bizarre.

II. Les grandes incisives à forme bombée se décomposent souvent par leurs faces externes près du collet.

Nous avons exposé avec détail les causes de cette décomposition, en parlant de la forme des dents ; nous y renvoyons le lecteur (1).

III. Les petites incisives supérieures sont quelquefois attaquées par leurs faces postérieures.

Il y a souvent à cette face un ombilic ou un pli profond de l'émail. C'est une anomalie de forme assez fréquente. L'imbibition de l'ivoire est favorisée par un phénomène de capillarité, d'autant que, dans ce cas, il n'y a qu'adossement de

____

(1) Voir à la page 26.

l'émail, point de continuité, mais seulement contiguité de tissu.

IV. Les canines supérieures résistent beaucoup
plus que les incisives et les petites molaires supérieures.

C'est ici une question de forme. Leurs faces latérales sont arrondies, au lieu d'être plates,
comme celle des incisives et des petites molaires ;
elles ne touchent les voisines que par un point,
le séjour du détritus alimentaire, dans les espaces qui les en séparent, est rendu plus difficile.

V. Les petites molaires supérieures sont souvent
attaquées ou détruites, quand toutes les autres
dents sont parfaitement intactes.

Cette proposition a besoin de quelques développe-
ments.

Les petites molaires sont des dents qui commencent à servir à la trituration des aliments. Elles
n'ont qu'une racine conique, lorsque les grosses
molaires en ont trois en haut et deux en bas. La
solidité de ces dents n'est pas très-grande, aussi
grande, à beaucoup près, que celle des grosses
molaires.

Les dents ont un mouvement dans leurs alvéoles,

et il est d'autant plus prononcé qu'elles sont moins fermes, moins tenues.

Eh bien ! de deux choses l'une : ou les petites molaires du sujet ont un émail dur, ou cet émail est peu ossifié, friable. S'il est dur, elles s'useront par le frottement, et on trouvera une petite facette plate, à l'endroit de leur contact. S'il est friable, au contraire, il se triturera, en quelque sorte, dans les efforts de la mastication, et le point de contact offrira une surface d'un blanc mat, d'abord, si on l'examine de bonne heure, comme le serait le point frappé fortement d'un marbre transparent. Là, l'émail est broyé, il a perdu son arrangement moléculaire, sa désagrégation augmente l'énergie des acides qui agissent sur lui. A ce moment le détritus alimentaire commence son œuvre, avec l'aide du mucus buccal, et il est en qualité d'autant plus considérable, que les faces latérales de ces dents sont plates dans toute leur étendue, larges, séparées seulement en haut, près de la gencive.

VI. Les premières grosses molaires sont plus souvent détruites que les autres molaires, la dent de sagesse exceptée.

Les premières grosses molaires se forment vers l'âge de trois ans et sortent vers six ans. A l'époque de leur formation, l'enfant est plus lymphatique qu'en avançant en âge. Ces dents sont moins ossifiées, moins dures, alors, que celles qui se forment plus tard. Enfin leur face triturante est couverte de mille sillons, de mille éminences qui retiennent le détritus alimentaire et constituent une foule d'entonnoirs par leurs plis multipliés. Elles s'imbibent aisément, et par des points si nombreux, qu'il n'est pas rare de voir la face triturante noirâtre et en proie presque partout à la fois, à la destruction chimique.

VII. Les grosses molaires (supérieures surtout), restées saines jusque-là, se décomposent souvent par leurs faces latérales dans l'âge mûr.

Des mamelons de gencive, des festons garnissent les espaces interdentaires. Ces festons disparaissent à l'époque où les dents commencent à se déchausser ; leur place est alors occupée par des aliments qui y demeurent, fermentent, et décomposent les faces latérales. Celles-ci sont plates, très-larges, privées d'émail en haut, près du collet où l'ivoire des racines est déjà à découvert. La destruction peut faire de grands ravages avant qu'on la soupçonne, et le sujet accuse de vives douleurs, que l'œil et la sonde ne peuvent point encore en fixer la cause.

VIII. Les grosses molaires inférieures se détruisent quelquefois chez les vieillards par les faces externes et près du collet.

Il est une forme singulière de décomposition chez les vieillards qui nous a longtemps préoccupé parce qu'elle échappait à une explication satisfaisante. C'est cette décomposition externe, près du collet, du côté de la joue, qu'on trouve fréquemment aux molaires inférieures. Ces dents sont creusées de telle sorte que la couronne est souvent presque détachée des racines, et le ravage semble arrêté à la ligne où se termine l'émail, quoiqu'elle s'avance en profondeur. La dent paraît comme sciée par une très-forte scie.

Quelle était la raison de ce phénomène, par quelle cause les agents chimiques agissaient-ils d'une façon si exceptionnelle, quels étaient-ils? Question mille fois posée dans notre esprit et non résolue. Nous fûmes enfin mis sur la voie, et voici dans quelle circonstance.

Un vieillard que nous connaissions depuis longtemps avait eu d'excellentes dents toute sa vie. Il perdait, depuis quelques années, une grosse molaire inférieure tous les six mois, par l'effet de cette décomposition singulière.

En le questionnant sur sa santé, sur les médicaments qu'elle pouvait exiger, nous apprîmes qu'il était sujet à une affection catarrhale de la muqueuse pulmonaire dont les retours étaient très-fréquents. Il faisait usage presque habituellement de boissons sucrées. Le sucre était bien pour nous une raison suffisante jusqu'à un certain point, mais pourquoi détruisait-il de préférence les molaires du bas et près du collet du côté externe?

Nous découvrîmes, après maintes questions dirigées à tâtons, et par un de ces hasards de conversation qui sont un trait de lumière, qu'il conservait ordinairement dans la bouche un morceau de pâte de lichen, de jujubes, etc., afin de diminuer la toux qui le tourmentait.

Plus de doutes alors; il laissait séjourner et fondre doucement ces pâtes sucrées et mucilagineuses entre la joue et la base des grosses molaires inférieures; elles y épuisaient leur action, et les dents recouvertes d'un émail solide qui avait persisté jusqu'à ce jour, douées d'un tissu résistant, bien ossifié, ne se laissaient détruire qu'au-dessous de l'émail, à l'endroit du collet où l'ivoire se

montre à nu chez ceux qui ont les dents déchaus-
sées.

Éclairé par cette observation, nous eûmes le
plus grand désir, comme on le pense bien, de la
contrôler par d'autres, toutes les fois que l'occasion
s'en présenterait. Nous sommes certain aujour-
d'hui, que l'explication du fait par la présence du
sucre, dans toutes ces pâtes dites pectorales, est
complétement juste. Nos confrères qui ont mille
occasions de le faire, peuvent en vérifier l'exac-
titude.

IX. Les dents de sagesse supérieures sont souvent attaquées par leurs faces externes ; les inférieures le sont par leurs faces triturantes.

Les dents de sagesse du haut poussent souvent
iuclinées vers la joue. Leur face externe, dans cette
position, devient presque supérieure. La joue frotte
sur le bord externe et oblige les aliments à s'accumuler sur la face externe qui se trouve au-dessus
de ce bord, et représente ainsi, en raison de son
obliquité, la paroi inférieure d'un vase quelconque ;
on devine les conséquences de cette disposition.

Quant aux dents inférieures, elles restent longtemps enfermées sous la gencive, mais recouvertes
seulement en partie. Les aliments passent sous

cette espèce de capuchon, et lorsque la face triturante se démasque, elle se montre brune, infiltrée,
décomposée, quelquefois profondément détruite.
C'est une des plus grossières erreurs que de la
supposer attaquée avant sa sortie, c'est-à-dire
avant qu'elle n'ait percé la gencive en un point
quelconque. Jamais les choses ne se passent
ainsi, par la simple raison que c'est impossible.

X. Les dents de sagesse inférieures se décomposent plus souvent que les supérieures.

La difficulté que ces dents éprouvent pour sor-
tir, le long temps qu'elles mettent pour le faire,
l'obstacle presque insurmontable que leur oppose
la branche montante du maxillaire inférieur, les
retiennent, dans un grand nombre de cas, plusieurs mois, plusieurs années, dans les plus mau-
vaises conditions physiques. Pendant ce temps, les
replis de la gencive enflammée les environnent,
formant une sorte de puits autour de leur face triturante qui se montre seule; le détritus alimentaire y peut demeurer, sans que la pointe de la
langue les en débarrasse.

La dent de sagesse supérieure, au contraire,
poussant plus rapidement, ne rencontrant pas

toutes ces entraves, toutes ces longueurs, est moins exposée à la destruction que les inférieures.

On pourrait multiplier les applications de la théorie que nous avons exposée ; mais la véritable cause de la décomposition des dents une fois connue, il devient facile à tous les hommes intelligents d'expliquer les mille et un modes d'action de cette cause. En s'appuyant sur elle, tous les faits s'expliqueront clairement, naturellement. C'est pourquoi nous nous arrêtons là, certain d'avoir assez fait en indiquant la voie.

CONCLUSION.

La destruction des dents étant due à des agents chimiques, comme nous l'avons démontré, il est plusieurs moyens de combattre ces agents : 1° En empêchant leur formation; 2° en leur opposant des substances qui les neutralisent; 3° en mettant les parties qu'ils décomposent dans de meilleures conditions.

On empêche la formation des acides les plus actifs, en ne permettant pas au détritus alimentaire de fermenter; en cessant l'usage habituel des aliments, boissons ou condiments spéciaux qui leur donnent naissance.

Une foule de substances retardent, arrêtent la fermentation putride; d'autres, alcalines, neutralisent l'action des acides. On peut les faire entrer dans les préparations qui sont d'un usage journalier, en les appropriant avec soin au sujet et à son état particulier. Il est utile quelquefois de les employer en gargarismes, en topiques, etc.

Diverses opérations sont aussi d'un grand secours; quelques-unes sont indispensables, avant l'emploi de tout autre procédé. Elles doivent être faites par une main habile, car, toute portion de dent, une fois enlevée, ne se reproduit plus, et le temps ne répare pas les fautes du praticien maladroit.

Mais nous nous proposons, comme sujet d'un second mémoire, l'examen et la critique de tous les moyens propres à conserver les dents et à en arrêter la destruction. La théorie absolue que nous avons acceptée, comme expression exacte de la vérité, apporte, on le conçoit, sur toutes les questions de pratique, une nouvelle lumière, et doit modifier les procédés, les opérations employés jusqu'à ce jour. Il en est même, parmi ceux-là, qui sont si peu logiques, si peu rationnels, que nous proposerons de les abandonner. De nouveaux seront soumis aux lumières de nos confrères sérieux. Nous ne voulons pas dire, cependant, que tout ce qu'ont fait et font encore des praticiens habiles est condamnable et funeste; ceci est bien loin de notre pensée. Pourtant, avouons-le, il est bien difficile à ceux qui vivent dans une ignorance complète de la cause qui détruit les dents, de faire ce qu'il faut, rien que ce qu'il faut, tout comme il faut.

Nous nous réservons de traiter cette importante question avec le développement qu'elle comporte. Mais il était indispensable d'abord, et avant tout, d'établir cette vérité, par laquelle nous terminerons, vérité dont les conséquences sont si vastes :

La destruction des dents a une cause CHIMIQUE. *Cette destruction n'est pas due à une cause* PATHOLOGIQUE, *à une maladie appelée* CARIE.

La science et l'art raisonnés offrent des ressources nombreuses et efficaces pour la prévenir, la combattre et l'arrêter dans sa marche.

Cette dernière proposition sera, nous le répétons, l'objet d'un second mémoire.

FIN.

Paris. — Typ. de Mme Ve Dondey-Dupré, rue Saint-Louis, 46.

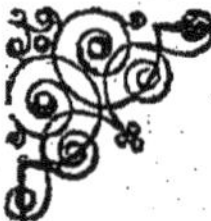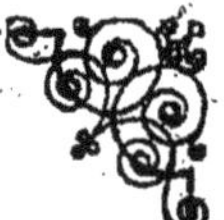

Pour paraître très-prochainement :

2me MÉMOIRE

EXAMEN ET CRITIQUE

DE

TOUS LES MOYENS PROPRES A CONSERVER LES DENTS

ET

A EN ARRÈTER LA DESTRUCTION,

PAR LE MÊME AUTEUR.

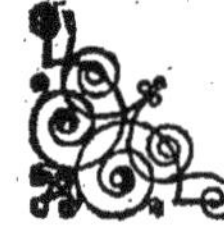

Paris. — Imprimerie de M⁰ V⁰ Dondey-Dupré, rue Saint-Louis, 46, au Marais.